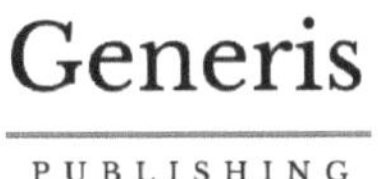

Generis
PUBLISHING

AF408296

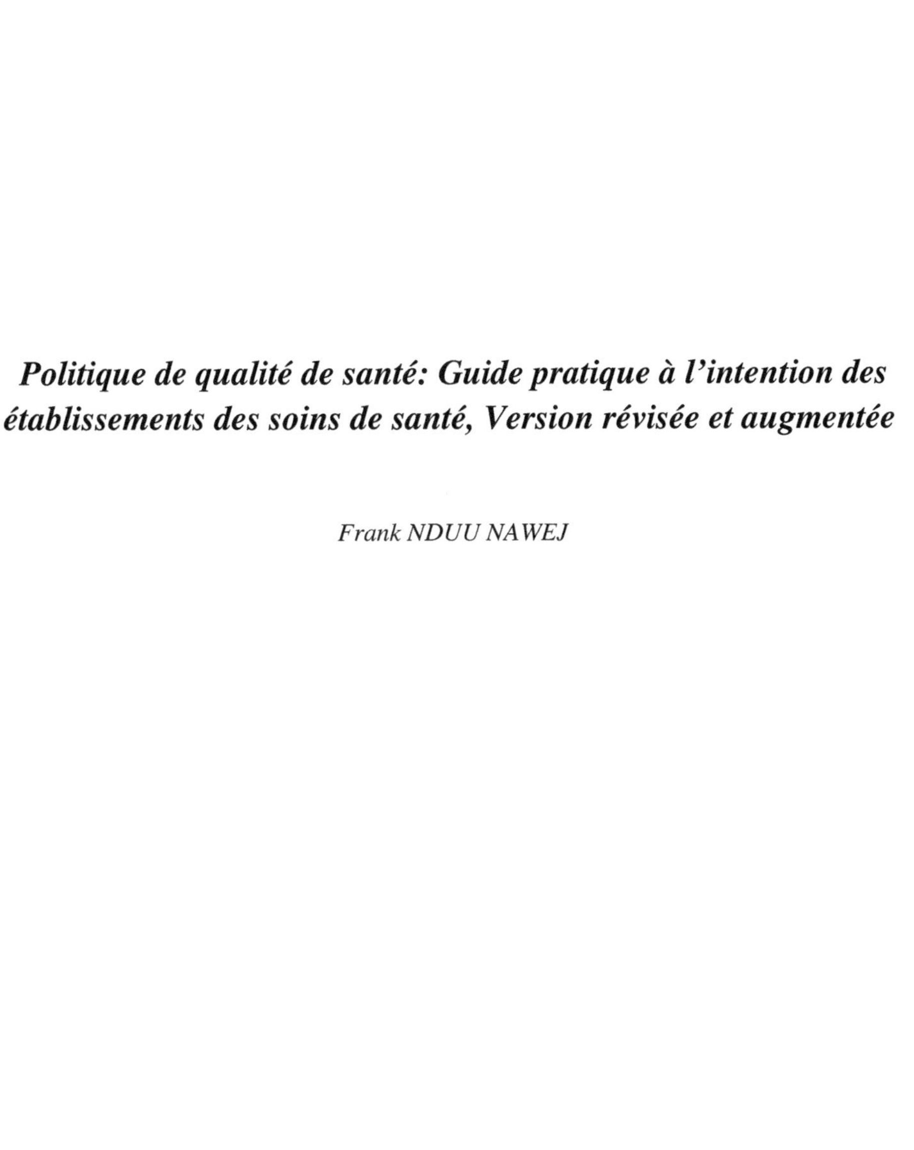

Politique de qualité de santé: Guide pratique à l'intention des établissements des soins de santé, Version révisée et augmentée

Frank NDUU NAWEJ

CIP a Camerei Naționale a Cărții

Nduu Nawej, Frank.

Politique de qualité de santé : Guide pratique à l'intention des établissements des soins de santé / Frank Nduu Nawej. – Chişinău : Generis Publishing (Online Marketing Group), 2020 (Print on demand). – 45 p. : fot.

Bibliogr.: p. 42-43 (16 tit.). – Referinţe bibliogr. în subsol.

ISBN 978-9975-119-12-2.

614.2

N 29

Cover image: www.pixabay.com

Generis Publishing
Online orders: www.generis-publishing.com
Orders by email: info@generis-publishing.com

Du même auteur

Œuvres publiées:

- *Mom ou le souffle vital*, Lubumbashi, Editions Talenta, 2001.
- *En attendant le verdict*, (in Chroniques du Katanga, recueil des nouvelles sélectionnées par Dominique Ranaivoson), Paris, Editions Sépia, 2007.
- *Des agneaux carnivores*, Paris, Editions Edilivre, 2010.
- *Confidences des muses*, Lubumbashi, Editions Talenta, 2013.
- *Contribution à la réflexion sur l'humanisation de l'hôpital La qualité au cœur du management hospitalier*, Lubumbashi, Editions Talenta, 2013.
- *Verbes de minuit* (Edition en ligne) Amazon, 2017.
- *Politique de qualité santé Guide pratique à l'intention des établissements des soins de santé* (1ère édition), Editions universitaires Européennes, 2018.

En preparation:

- *Saveurs proverbiales de kwool(a)* (Essai).
- *Tout droit en enfer* (Récit).
- *Drôle de destin à Vitapolis* (Récit).

Epigraphe

« *Chaque système est parfaitement conçu pour atteindre exactement les résultats qu'il atteint.*» Dr Donald M. BERWICK, Président Émérite, Institute for Health Improvement (IHI).

PRÉFACE

Avec six ouvrages édités dans différents genres littéraires (poésie, nouvelle, récit et essai), Frank NDUU NAWEJ peut être regardé comme un jeune talent katangais plein de promesses.

Révélé par une poésie pétrie de culture ruund mêlée aux élans délicieux et éthérés d'une poésie universaliste, le jeune écrivain bivouaque souvent dans son domaine professionnel de prédilection : le monde de la santé qu'il entend humaniser par l'information, la formation et le recours à de nouvelles techniques de management associées à une bonne politique de qualité santé.

Et là-dessus, l'Administrateur-Gestionnaire des institutions de santé nous éblouit par des informations qui constituent des espèces de sésames, de must pour tout celui qui veut contribuer positivement à l'amélioration de la prise en charge des malades. Si le premier ouvrage intitulé *Contribution à la réflexion sur l'humanisation de l'hôpital La qualité au cœur du management hospitalier* (Ed. Talenta, 2013) semblait destiné spécialement au personnel soignant dont le nursing pose souvent problème, le second livre, objet de cette préface dont le titre révélateur est *Politique de qualité de Santé Guide pratique à l'intention des établissements des soins de santé* ; se destine tout naturellement aux gestionnaires, aux responsables des hôpitaux.

En effet, nous apprenons énormément de choses dans ce livre, par exemple que la rémunération n'est pas le seul facteur de motivation d'un agent de santé dans l'exercice de ses fonctions. Le fait par exemple pour un agent d'être mal affecté, mal entouré, mal coaché et fréquemment humilié en public peut le rendre dangereux pour lui-même et pour le service médical qui l'emploie. C'est l'occasion d'épingler aussi que beaucoup de malades apportés morts dans des formations médicales de référence ont été mal pris en charge par des officines de santé mal équipées et au personnel non outillé pour des soins appropriés.
Le livre innove également en postulant l'embellissement du lieu de travail en plus de l'hygiène et de la sécurité des patients.

Combien de membres du personnel soignant savent que la communication des pathologies découvertes chez un patient est exclusivement réservée au malade lui-même, encore qu'il soit capable de recevoir et d'accepter sa maladie ainsi que la thérapie que le médecin se propose de lui appliquer ?

Je m'arrête ici pour ne pas courir le risque de déflorer l'intérêt du lecteur tout en nous invitant tous à encourager cette recherche innovante qui postule une prise en charge correcte des malades dans un cadre optimal et par un personnel soignant suffisamment rodé et informé sur les nouvelles avancées dans le domaine du management de la qualité des soins que Frank NDUU NAWEJ nous propose humblement.

A. *Jano* BAKASANDA
Éditeur
Président de la Société des Ecrivains
et Critiques du Grand Katanga (SECK asbl)

PROPOS PRELIMINAIRES

Le présent guide est une suite logique, une espèce de « service après - vente » de l'ouvrage « *Contribution à la réflexion sur l'humanisation de l'hôpital La qualité au cœur du management hospitalier"* paru en 2013[1]. Cet ouvrage présentait alors une revue des connaissances mondialement partagées sur la qualité des soins et un plaidoyer en faveur de l'amélioration continue des soins offerts aux malades.

Si le caractère vertueux des soins de qualité pour les établissements des soins est un fait établi, sa mise en œuvre en revanche, demandait une démarche qui soit à la fois simple et pratique. C'est le périlleux exercice auquel nous nous sommes livré dans cet opuscule.

En effet, pour pouvoir instaurer une culture pérenne de la qualité, les établissements des soins se doivent de définir un plan cohérent comprenant une vision claire et partagée, une mission bien comprise et des stratégies adéquates. L'élaboration et l'appropriation d'un document de politique[2] apparait ainsi comme la démarche la plus apte et la plus concrète dans la volonté d'améliorer durablement la qualité des services.

Nous formulons le vœu que ce guide serve aux établissements des soins de santé d'outil efficace pour traduire dans les faits leur volonté d'instaurer une culture pérenne de qualité des soins en vue d'une meilleure santé des individus et des communautés.

Un mot sur les références utilisées dans cet ouvrage : les chiffres entre les crochets renvoient aux références bibliographiques reprises en fin d'ouvrage tandis que les références infrapaginales concernent des notes explicatives et autres commentaires relatifs au sujet évoqué.

Auteur

---

[1] Ouvrage paru à Lubumbashi (RD Congo) aux éditions Talenta.

[2] Outre l'ouvrage précité, il sied de noter que l'élaboration (à laquelle nous avions pris une part active) du document de Politique interne de lutte contre le VIH-SIDA du CMDC (2008), a aussi inspiré ce guide ; et notre dernière participation à la *"Quality management conference"* d'Africa Health 2017 en Afrique du Sud en a accéléré la matérialisation.

CHAPITRE PREMIER : CONSIDERATIONS GENERALES

1.1. Comprendre la qualité des soins de santé

La qualité est un thème étroitement lié à la consommation de biens et services. La norme ISO 8402, édictée par l'Organisation Internationale de Normalisation, la définit comme étant l'ensemble de propriétés d'un bien ou service qui lui confèrent les aptitudes à satisfaire des besoins exprimés ou non (latents).

En matière de qualité des soins de santé plusieurs courants se sont imposés. Mais fondamentalement, ils sont tous traversés par une ligne unique que constitue l'intérêt du malade.

Le guide COPE (de l'acronyme anglais Client-0riented, Provider-Efficient) considère la qualité des soins de santé comme étant la somme des 7 droits des clients et de 3 besoins du personnel. [1]

Evoquant les droits des clients, le guide COPE cite :

1.   L'information,

2.   L'accès aux services,

3.   Le choix éclairé,

4.   Les services sûrs,

5.   L'intimité et la confidentialité,

6.   La dignité, le confort et la liberté d'exprimer ses opinions ainsi que

7.   La continuité des soins.

S'agissant des besoins du personnel, il faut noter :

1.   La supervision et la gestion facilitatives (sic),

2.   L'Information, la formation et le développement ainsi que

3.   Les fournitures, l'équipement et les infrastructures.

Pour les auteurs du présent guide, la détermination de ces composantes clés de la qualité se justifie, d'une part, par le fait que les bénéficiaires des services de santé ne sont pas des patients passifs attendant d'être reçus par des experts, mais plutôt des consommateurs ou des clients autonomes de soins de santé. Il leur revient d'une part de prendre des décisions concernant leurs soins de santé et ils méritent (ils ont en fait droit à) des soins de haute qualité. D'autre part, le personnel de santé peut bien vouloir accomplir ses taches nécessaires à des soins de qualité mais lorsqu'il est privé de soutien administratif et des ressources essentielles, il ne peut produire et fournir des soins de haute qualité auxquels les clients ont pourtant droit.

Pour Lynne Miller Franco et Al. [2], la qualité des soins désigne la mesure dans laquelle les neuf dimensions suivantes de la qualité sont présentes dans les soins de santé qui sont fournis à un client. Il s'agit de la performance technique, de l'accès aux services, de l'efficacité des soins, de l'efficience de la prestation des services, des relations interpersonnelles, de la continuité des soins, de l'innocuité, de la dimension infrastructure matérielle et confort encore désigné "agrément" et enfin, du choix de services.

Et quelles réalités se cachent derrière tous ces concepts ?

La performance technique considérée comme l'une des dimensions les plus couramment reconnues de la qualité désigne en fait la mesure dans laquelle les tâches effectuées par les agents de santé et les établissements sont conformes aux normes ou répondent aux attentes techniques.

L'accès aux services quant à lui reflète l'absence d'obstacles aussi bien géographiques qu'économiques, sociaux, organisationnels ou linguistiques.

L'efficacité des soins désigne la mesure dans laquelle les résultats ou l'aboutissement souhaité sont atteints.

La dimension **Efficience** de la prestation de services a trait à l'utilisation des ressources pour produire ces services.

Les relations interpersonnelles quant à elle désignent l'écoute et la communication efficaces entre le prestataire et le client. Elles ont pour fondement : le développement de la confiance, du respect, de la confidentialité et de la sensibilité aux préoccupations du client.

La dimension **Continuité des services** désigne la fourniture de soins par le même prestataire pendant toute la durée des soins (lorsque cela est faisable et approprié), ainsi qu'une référence et une communication en temps voulu entre les prestataires lorsque plusieurs d'entre eux doivent intervenir, ce qui est souvent le cas.

L'innocuité désigne la mesure dans laquelle les risques de blessure, d'infection et d'autres effets secondaires dangereux sont minimisés.

La dimension **infrastructure matérielle et confort** parfois désignée «agrément», se réfère à l'apparence matérielle, à la propreté de l'établissement, au confort ainsi qu'à l'intimité qu'elle offre aux patients.

La dimension **Choix** désigne la liberté qu'ont les patients de choisir leur prestataire, leur traitement ou leur plan d'assurance, suivant ce qui est approprié et faisable. Inhérent à cette dimension est l'accès du client à l'information qui lui permet d'opérer des choix en pleine connaissance de cause.

Inspirée de l'institut de Médecine des Etats-Unis(IOM), l'Académie nationale des Sciences (Etats-Unis) a, dans un ouvrage au titre évocateur de *Crossing the Quality Chasm: A New Health System for the 21st Century* [3], proposé six dimensions de l'amélioration de la qualité des soins de santé. Pour cet organisme, les soins de santé doivent être **sûrs** (ne comportant pas de risques ni pour le malade ni pour le prestataire), **appropriés** (basés sur l'évidence scientifique, sachant que des soins efficaces peuvent ne pas être appropriés), **focalisés sur le patient** (qui prennent en compte les besoins et attentes du consommateur, mais aussi ceux de sa famille), **opportuns** (administrés sans délai d'attente trop long ni pour le prestataire ni pour le client), **économiques**(qui évitent le gaspillage des fournitures, du temps, de l'argent et des autres ressources) et **équitables** (leur qualité ne devant pas varier en fonction du sexe du patient, de sa race, de sa religion, de ses orientations sexuelles, de son niveau socio-économique ou autre).

Complétant les différentes approches sus évoquées, l'Organisation Mondiale de la santé (OMS) pour sa part, considère la qualité de soins comme étant *« Une démarche qui doit permettre de garantir à chaque patient l'assortiment d'actes diagnostiques et thérapeutiques qui lui assurent le meilleur résultat en termes de santé, conformément à l'état actuel de la science médicale, au meilleur coût pour un même résultat, au moindre risque iatrogène, et pour sa plus grande satisfaction, en termes de procédures, de résultats et de contacts humains à l'intérieur du système de soins »* [4].

Cette définition de l'OMS est, de notre point de vue, la plus exhaustive et la mieux élaborée.

La qualité des soins est ici perçue comme une démarche, car précisément, elle est un processus et non une ligne figée au-delà de laquelle le passage serait interdit. Par ailleurs, la qualité n'est pas un privilège réservé à quelques individus, auquel cas d'autres en seraient exclus, mais bien un droit pour chaque personne nécessiteuse des soins. Les actes diagnostiques et thérapeutiques dont le patient doit bénéficier ne peuvent être réduits à quelques chiffres, mais doivent, dans leur ensemble lui être assurés. Et ce processus doit pouvoir être efficace avec à la clé, l'atteinte du niveau le plus élevé possible d'amélioration de la santé du patient conformément aux données les plus récentes de la Médecine. À efficacité égale, ce meilleur résultat doit en revanche être atteint avec le coût le plus bas possible. Quoique toujours présent, le risque iatrogène devrait être minimisé au prix des efforts constants. Enfin, le patient doit être le plus satisfait au regard des procédures par lesquelles il passe et des résultats atteints, mais aussi quant à l'expérience des contacts humains qu'il aura eus durant tout le processus des soins [5].

1.2.   Du rôle des managers hospitaliers dans la qualité des soins

Dans le langage courant, il est de coutume d'entendre cet adage: « Il n'y a pas de mauvaises troupes, il n'y a que de mauvais chefs. »

Cette maxime suggère en effet que le comportement et les attitudes des membres d'un groupe donné sont le reflet du comportement et des attitudes de celle ou de celui qui en est le chef.

Ainsi, est-il par exemple établi que le comportement du chef d'un groupe de travail est le facteur déterminant du climat de travail le plus important [6].

Comme le démontrent les résultats de nombreuses enquêtes en milieu hospitalier, la qualité de soins de santé reste la préoccupation majeure des consommateurs (malades avérés et/ou potentiels). Lynne Miller Franco et Al. [2]) estiment d'ailleurs que les établissements des soins de santé ne peuvent pas se permettre d'ignorer la qualité et l'efficience; étant entendu que la qualité entraîne une plus grande satisfaction de la clientèle, un usage continu et durable des services et une meilleure santé.

Bien que la qualité des soins soit une résultante des efforts de diverses parties prenantes (chacune d'elles devant jouer sa propre partition pour assurer à la fois l'avènement et la pérennisation des soins de qualité), il est indéniable que la responsabilité première dans cette entreprise revient au management des établissements des soins de santé.

Il est en effet de la responsabilité du staff dirigeant de tenir les prestataires des soins aux normes les plus élevées pour la fourniture des services et de les aider à apporter des améliorations nécessaires [6].

Pour Joan Bragar et Al. [7], être un manager signifie organiser les composantes internes d'une organisation pour mettre en place des systèmes et coordonner des ressources afin de produire une performance fiable.

Dans un article consacré à la relation entre des pratiques et attitudes du management et la qualité des soins [8], nous avons noté entre autre que la définition des tâches assignées à chaque prestataire des soins ou la description de son poste de travail, était perçue comme un élément important de la motivation du personnel. En effet, ainsi que le reconnait la doctrine de Valorisation des Ressources Humaines [6], le personnel aime savoir précisément ce que l'établissement des soins et les managers attendent de lui au travail. En revanche, lorsqu'ils ne comprennent pas leurs priorités professionnelles ou si lorsque leurs superviseurs changent constamment les leurs, les prestataires des soins ont du mal à maintenir un niveau régulier de productivité et une bonne confiance en soi au sein de l'organisation, ce qui a un impact négatif sur la performance et la qualité des soins offerts [9]. Par ailleurs la connaissance par le prestataire des soins du rôle et des responsabilités qui sont les siens au sein de l'organisation est désignée par le concept clarté, considérée comme l'une des trois dimensions indispensables au climat de travail [6].

Les connaissances et pratiques en matière de soins de santé connaissent une rapide évolution qui exige des acteurs une constante mise à jour de leurs compétences. La formation continue est d'ailleurs considérée comme un des besoins du personnel qui contribue à l'amélioration de la qualité des soins.

L'élaboration des plans de carrière pour les prestataires des soins, une autre tâche dédiée au management hospitalier, s'avère être un moyen de motivation du personnel, vraisemblablement parce qu'il définit les perspectives d'avenir et assure ainsi une sécurité d'emploi.

Un climat de travail est l'atmosphère prédominante du lieu de travail telle qu'elle est ressentie par les employés et non par l'employeur ou ses représentants [6]. Il est admis que des pratiques managériales qui fournissent aux employés une clarté, un appui et des défis contribuent à un climat de travail positif et ce dernier entraîne à son tour et maintient la motivation et la performance. Et à leur tour, ces dernières induisent une amélioration des soins fournis aux patients. En revanche, lorsqu'un climat est fait de conflits, des médisances, des pratiques ou propos humiliants et autres attitudes dégradantes, il devient un facteur absorbant de la motivation, de l'effort et des résultats attendus et donc de la qualité même des soins. Ici aussi le management joue un rôle essentiel car comme dit précédemment, il est établi que le comportement du chef d'un groupe de travail (manager intermédiaire) est le facteur déterminant du climat de travail le plus important.

Une forte centralisation de pouvoir par le management est souvent mal perçue par les prestataires des soins probablement parce qu'elle restreint leur sens d'initiative, allonge le temps de décisions et traduit dans une certaine mesure un manque de confiance ; des facteurs défavorables à la motivation du personnel. La bonne règle devant être : « déléguer et contrôler ».

Les valeurs et les attitudes des membres du staff dirigeant sont des leviers indispensables pour amener les prestataires des soins à produire des soins de qualité. En effet, la perception d'être traité de manière équitable influe directement sur la motivation des employés [9], qui plus est, un personnel motivé accroit le niveau d'effort discrétionnaire ou supplémentaire qu'il déploie en plus et au-delà des exigences d'un poste ; ce qui induit une meilleure prestation des services [6].

La disponibilité des intrants, des équipements de diagnostic ou de traitement ainsi que celle de matériels de soins permet aux prestataires des soins de jouer au mieux le rôle qu'on attend d'eux. En effet, ces derniers peuvent bien vouloir fournir des soins de qualité, mais lorsqu'ils sont privés de tels appuis, ils ne peuvent pas y parvenir [1].

L'environnement physique propre, exempt des pollutions sonores et olfactives est perçu par tous les prestataires des soins comme aptes à leur permettre d'assurer des soins de qualité. En effet un tel environnement leur offre notamment la détente, la bonne humeur et la sécurité ce qui induit la motivation et la performance. La dimension infrastructure matérielle et confort encore désignée sous le nom d'« agrément » est d'ailleurs l'une des dimensions essentielles de la qualité de soins.

La prise en compte par le management hospitalier des aspirations matérielles, humaines, sociales et politiques du personnel procède de l'objectif social de toute organisation et elle a pour visée l'épanouissement de ses ressources humaines et le développement de leur environnement. Par aspirations matérielles, pour ne parler que de celles-ci, il faut entendre le fait que le personnel aspire notamment à un revenu suffisant, régulier et croissant pour pouvoir jouer pleinement son rôle. Même s'il est d'avis que les employés doivent être correctement payés, certaines études indiquent cependant que l'argent ne peut à lui seul améliorer la performance [6]. Les résultats de ces études montrent en effet que les effets positifs d'une majoration salariale ne durent en général que six à sept semaines. En revanche, « un travail qui revêt un sens aux yeux de l'employé, qui est conforme aux buts de l'organisation, qui inspire le respect des collègues et qui permet à l'employé de s'épanouir tend à renforcer la performance d'une manière plus durable » [6].

Des managers qui sont également des leaders motivent le personnel et l'encouragent à prendre la responsabilité de résoudre les problèmes et d'améliorer les services. Ils améliorent le moral des « troupes » et leur performance en leur apportant un feedback encourageant et en les aidant à voir en quoi leur travail est utile aux clients, et permet à l'organisation d'atteindre ses objectifs [10]. Par ailleurs, les pratiques de leadership et de management appliquées régulièrement renforcent la capacité et les résultats de l'organisation vers des services de plus haute qualité et des améliorations constantes de la santé [7].

Ainsi qu'on le voit, les managers des établissements de santé à l'instar de leurs collègues des entreprises, jouent un rôle de premier ordre aussi bien sur le plan stratégique qu'opérationnel de leurs institutions. Sans eux, les activités de planification, d'organisation, de mise en œuvre ou celles relatives au suivi et à l'évaluation ne seraient qu'un leurre. Or privée de telles activités, aucune institution ne peut prétendre à l'atteinte des objectifs qu'elle se fixe. Ces derniers, pour les établissements de soins de santé, se résument essentiellement en la fourniture des soins sûrs, appropriés, focalisés sur le patient (et sa famille), opportuns, économiques et équitables.

Les employés en général et les prestataires des soins en particulier, constituent la ressource la plus précieuse de toute institution de santé. Lorsqu'ils sont motivés et qu'ils sentent que leur travail est utile aux clients, ils assurent une meilleure prestation des services. Des pratiques probantes de gestion et de leadership aptes à motiver les prestataires des soins devraient ainsi être d'application dans toute institution des soins soucieuse de la qualité des soins offerts à sa clientèle [8].

CHAPITRE DEUXIEME : PRINCIPES FONDAMENTAUX ET ENGAGEMENTS

Considérant d'une part, les aspirations universelles des patients et de leurs familles à des soins de meilleure qualité et d'autre part, les connaissances et directives actuelles en la matière, en l'occurrence le prescrit de la Loi N°18/035 fixant les principes fondamentaux relatifs à l'organisation de la santé publique en République démocratique du Congo[11] l'institution X énonce et adopte les principes fondamentaux ci-après, base de sa stratégie d'amélioration continue de la qualité des soins et de la sécurité des patients.

2.1. Droits des patients

Même atteint par la maladie, l'homme n'en demeure pas moins un être humain et sa dignité de personne reste le bien le plus précieux qu'il possède et grâce auquel il dépasse en valeur tout le monde matériel. Et en vertu de cette dignité de personne, l'être humain est toujours une valeur en lui-même et il doit être considéré et traité comme tel et jamais comme un objet, une chose ou un instrument dont on se sert [8].   A ce titre, ainsi que le reconnait le code français de la santé publique [12], "Le malade bénéficie de droits en tant que citoyen mais aussi de certains droits particuliers qu'il pourra notamment exercer dans sa relation avec son médecin ou la structure hospitalière". Il ne saurait, de ce fait, être considéré uniquement du point de vue de sa pathologie ou de son handicap.

A noter que des restrictions à la jouissance de ses droits peuvent être imposées au patient dans son intérêt propre, dans celui des autres patients ou du public, « et compte tenu des exigences des soins et du fonctionnement de l'établissement ou l'institution de santé. »[11]

L'utilité d'un bien ou service est son aptitude à satisfaire un besoin, ce dernier pouvant être exprimé ou latent. Pour être utiles, les soins de santé proposés et offerts doivent donc pouvoir répondre à des besoins donnés des malades. Il est en effet admis que pour améliorer durablement la qualité de leurs services les établissements des soins doivent pouvoir se focaliser sur les besoins et attentes du patient du reste perçus, sous l'angle juridique, comme des Droits.

Il importe donc d'identifier au préalable les besoins, les aspirations et les attentes du malade et de sa famille et préparer ensuite des ripostes y afférentes et appropriées. Il s'agit du « Focus user » des Anglo-Saxons.

2.1.1. Sacralité de la vie

L'institution x reconnait le caractère sacré de toute vie humaine comme un droit fondamental et inaliénable pour chaque être humain reconnu par la Déclaration Universelle des Droits de l'Homme[3] et la Loi fondamentale de notre pays. A cet effet, **l'institution x** s'engage :

-        à veiller à ce qu'aucun malade ne puisse être l'objet d'une omission ou d'une cessation volontaire de soins médicaux et/ou infirmiers, même s'il n'existe plus aucun espoir d'améliorer son état ;

-        à s'interdire la pratique des Interruptions Volontaires des Grossesses, hormis les cas spécifiques prévus par la loi ;

-        à accompagner, dans la dignité, les malades qui meurent.[4]

2.1.2. Accueil

L'institution x reconnait qu'un bon accueil[5] pour le malade est une composante essentielle de la qualité des soins et s'engage à :

-        mettre à la disposition des malades, à l'entrée, le plan de l'hôpital et à l'intérieur, une bonne signalisation des services mais aussi

---

[3] L'article 3 de la Déclaration universelle des Droits de l'Homme stipule expressément que « Tout individu à droit à la vie, à la liberté et à la sûreté de sa personne. »

[4] L'article 19 de la Loi N° 18/035 fixant les principes fondamentaux relatifs à l'organisation de la santé publique en République démocratique du Congo reconnait que « Le patient en fin de vie a droit aux soins, au soulagement et au réconfort appropriés. A cet effet, il bénéficie d'un accompagnement de ses proches. »

[5] Le "service client" qui doit en toute logique partir de l'accueil représente « un puissant outil qui aide les managers à axer leurs services sur les besoins des clients ou sur ce qu'ils souhaitent.» A l'instar des entreprises commerciales, si on offre aux clients de nos hôpitaux des services courtois, efficaces et de bonne qualité ainsi qu'une gamme de services qu'ils souhaitent, cela se révèle bénéfique pour les deux parties.

-       mettre en place un service de renseignement doté d'un personnel suffisant, compétent, poli, courtois, proactif, de communication facile et à même de fournir au client tous les renseignements nécessaires concernant l'hôpital (modalités de paiement et d'hospitalisation, prix de journée d'hospitalisation, disponibilités de lits dans chaque service, horaire de visites ou de repas, celui de consultations médicales, etc.)

2.1.3. Information

L'institution x reconnait qu'il est important pour le patient de connaitre les démarches diagnostiques et thérapeutiques auxquelles il est soumis ainsi que leurs motivations car cela contribue à diminuer la crainte et lui permet de participer activement à son traitement y compris dans des situations difficiles. A cet effet, **l'institution x** s'engage :

-       à informer le malade6 (le cas échéant ses proches) de manière claire et appropriée sur son état de santé, les traitements et interventions possibles, leurs bénéfices [11] ;

-       à reconnaitre au patient le droit d'obtenir, à sa demande, un résumé écrit des informations relatives à sa santé [11] ;

-       à assurer l'éducation sanitaire des malades et de leurs proches et.

-       à encourager les patients et leurs proches à s'impliquer activement dans le processus de soins.

2.1.4. Accès aux services

---

[6] Le principe à retenir est que l'information sur la maladie et l'éducation pour la santé doivent viser le plein épanouissement de la santé. Elles doivent permettre la compréhension du processus morbide, du mode de transmission ou de survenue de certaines maladies et les moyens de s'en prémunir ou d'en minimiser les méfaits. Etant entendu que « l'éducation sanitaire n'a pas pour seul but d'informer mais de modifier le comportement ».

L'institution x reconnait que les obstacles d'ordre géographique, économique, linguistique ou organisationnel peuvent restreindre voire rendre impossible l'accessibilité aux soins de santé. A cet effet, **l'institution x** s'engage :

- à veiller à l'implantation de ses services dans des zones d'accès géographique facile ;

- à mettre en place une signalisation adéquate,

- à maintenir une tarification qui n'exclut pas les économiquement faibles,

- à encourager l'usage des langues de la population de l'hinterland et à recourir, le cas échéant, aux interprètes.

2.1.5. Choix éclairé

L'institution x reconnait que le malade est un être autonome[7] qui mérite d'être traité comme partenaire aux soins et à l'égard duquel toute mesure de contrainte est interdite [11]. A cet effet, **l'institution x** s'engage :

- à faire en sorte que, sauf urgence, les explorations diagnostiques ou les thérapies envisagées pour le patient puissent recueillir son consentement[8] préalable et

- à permettre au malade de choisir son prestataire des soins parmi ceux disponibles, sauf en cas d'urgence ou de nécessité [11].

2.1.6. Services sûrs

L'institution x reconnait que le milieu des soins est un environnement complexe propice aux erreurs et aux risques iatrogènes qui peuvent avoir des conséquences

---

[7] Dans le cas où le malade ne peut lui-même donner cet accord en raison de son état, il conviendra de l'obtenir de ses proches. « Seule l'urgence attestée et l'intérêt de la santé générale permet de s'en dispenser ».

8 Le consentement étant un acte volontaire et délibéré après que le malade aura été préalablement informé en des termes à lui accessibles, de son état, de complications potentielles, de l'acte projeté et éventuellement, de ses risques ; voire des alternatives diagnostiques ou thérapeutiques existantes.

désastreuses à la fois pour les malades et sa famille, mais aussi pour les prestataires des soins.[9] A cet effet, **l'institution x** s'engage :

- à recourir à des Ressources humaines en santé compétentes et à l'expertise ;

- à recourir à des équipements de diagnostic et de traitement sûrs.

- à prendre des mesures pour réduire le risque des infections nosocomiales ;

- à promouvoir la pratique de l'hygiène constante des mains ;

- à rendre disponibles les équipements de protection individuelle ;

- à mettre en place des procédures adéquates de collecte, de transport et d'élimination des déchets hospitaliers ;

- à minimiser les risques d'effets secondaires des médicaments et
- à documenter systématiquement les EIAS   en vue de mieux comprendre et anticiper les écarts de qualité.

2.1.7. Transfert médical

L'institution x   reconnait qu'une personne malade dont les soins exigés par son état de santé requièrent un équipement performant et/ou un personnel qualifié ou spécialisé, ne peut être gardée sous aucun prétexte dans une institution hospitalière qui ne présente pas ces garanties. A cet effet, **l'institution x** s'engage :

---

[9] L'hôpital doit avoir à cœur la constante obligation de protéger les malades contre les dangers de contagion. Les maladies nosocomiales sont malheureusement fréquentes. Il n'est pas rare de voir un patient admis pour une infection digestive attraper un paludisme durant son séjour hospitalier. Ne parlons pas des cas d'infection à VIH qui, bien que peu documentés, restent possibles étant donné les conditions d'hygiène déplorables de certains établissements de soins dans notre environnement! Il importe que les manipulations de matériels, notamment lors des manœuvres diagnostiques et thérapeutiques, soient pratiquées dans des conditions de sécurité optimale pour les malades. Les mêmes précautions doivent être de mise au bénéfice du personnel notamment par la disponibilité de l'équipement de protection personnelle et par des procédures sûres de traitements de déchets hospitaliers. Les kits de prophylaxie post expositionnelle doivent également être disponibles et les procédures connues par les utilisateurs. Plutôt que de parler de la protection contre le danger de contagion, d'autres auteurs lui préfèrent le terme de la sureté des soins ou encore de celui du principe d'innocuité entendu comme « la mesure dans laquelle les risques de blessure, d'infection et d'autres effets secondaires dangereux sont minimisés ». (Lyne Miller Franco et Al., 2002, p.9)

[10] Un **événement indésirable associé aux soins (EIAS)** est "un évènement inattendu qui perturbe ou retarde le processus de soin, ou impacte directement le patient dans sa santé. Cet évènement est consécutif aux actes de prévention, de diagnostic ou de traitement. Il s'écarte des résultats escomptés ou des attentes du soin et n'est pas lié à l'évolution naturelle de la maladie."

- à assurer le transfert des malades vers une institution qui offre de meilleures garanties ou vers un prestataire plus compétent lorsqu'elle estime qu'elle ne dispose pas de compétences humaines ou techniques nécessitées par l'état du malade et
- à faciliter le processus de continuité des soins pour les malades transférés par la transmission d'un rapport médical adéquat.

2.1.8. Intimité et confidentialité

L'institution x, se référant à son règlement intérieur et aux dispositions légales en la matière, reconnaît que la divulgation sous toutes ses formes du secret médical relatif à l'état de ses clients est formellement interdite[11],et elle s'engage :

- à une utilisation sécurisée des données médico-sanitaires de ses usagers ;
- à veiller à ce que les consultations et les soins se passent dans des espaces à l'abri des regards et des oreilles de tierces personnes et
- à sanctionner par des mesures disciplinaires pouvant aller jusqu'au renvoi (sans pour autant être suspensives des poursuites judiciaires), toute personne responsable de divulgation du secret médical.

2.1.9. Dignité et autonomie

L'institution x reconnait que le malade est avant tout un être humain dont la dignité de personne reste le bien le plus précieux qu'il possède et qui, en dépit de l'expérience de la maladie ou du handicap, garde son autonomie. A cet effet, **l'institution x** s'engage :

- à traiter tous les clients avec respect, dignité et considération ;

- à considérer les malades comme des partenaires aux soins plutôt que des assistés passifs ;

---

[11] Le personnel médical et infirmier réaffirment par leurs serments, l'engagement au respect du secret professionnel, et la loi n'est pas muette là-dessus. Le Législateur congolais à l'article 73 du code pénal est on ne peut plus explicite: « Les personnes dépositaires par état ou par profession de secret qu'on leur confie, qui, hors le cas où elles sont appelées à rendre témoignage en justice et celui où la loi les oblige à faire connaître ces secrets les auront révélés, seront punis d'une servitude pénale de un à dix mois et d'une amande de mille à cinq mille francs ou d'une de ces peines seulement ».

-       à rechercher et à prendre en compte le point de vue du malade et/ou de sa famille et

-       à respecter le choix éclairé du malade et/ou de sa famille.

2.1.10.   Liberté d'expression

L'institution x reconnait que la communication[12] est essentielle dans tout processus des soins de santé aux malades et s'engage :

-       à encourager les clients à exprimer librement leurs opinions, y compris lorsqu'elles diffèrent de celles des prestataires de soins et

-       à organiser périodiquement des questionnaires d'enquête pour obtenir les avis des malades et de leurs proches

2.1.11.   Continuité des soins

L'institution x reconnait que la fourniture des soins par le même prestataire pendant toute la durée de soins ainsi qu'une référence et une communication en temps voulu entre les prestataires lorsque plusieurs d'entre eux doivent intervenir permet d'assurer une meilleure efficacité de soins.[13] A cet effet, **l'institution x** s'engage :

-       à assurer une disponibilité permanente des intrants et matériels des soins ;

-       à assurer une permanence des services via un système de relais ou de rotation des prestataires des soins et

-       à mettre en place un système de rapportage qui permette le relai des informations relatives aux malades entre les différentes équipes de prestataires.

---

[12] Le personnel soignant devrait encourager ce genre d'expression « qui libère le malade de ses tensions émotionnelles ». D'autre part, le malade ne doit pas être inquiété pour ses opinions lorsqu'elles sont manifestées de manière non violente. Toute personne qui agirait ainsi porterait atteinte à la liberté d'opinion et d'expression qui est garantie par des textes juridiques nationaux et internationaux.

[13] Le principe de continuation de services désigne la fourniture de soins par le même prestataire pendant toute la durée de soins lorsque cela est possible et approprié; ainsi qu'une référence et une communication en temps voulu entre les prestataires lorsque plusieurs d'entre eux doivent intervenir, ce qui est souvent le cas.

2.1.12. Equité

L'institution x reconnait que tous les malades sont égaux quant aux soins sans discrimination et s'engage à ce que la qualité de soins offerts ne puisse pas varier en fonction du sexe du patient, de sa race, de sa religion, de ses orientations sexuelles, de son niveau socio-économique ou autre [11].

2.1.13. Maintien des liens sociaux

L'institution x reconnait que le malade est avant tout un être social qui, a en dépit de l'expérience de la maladie, a besoin de garder des liens avec ses proches.[14] A cet effet, **l'institution x** s'engage :

-        à faciliter l'accès, aux malades hospitalisés, des visites de leurs proches, y compris celle d'un professionnel de santé de son choix[15];

-        à faciliter la présence auprès des malades de leurs proches comme garde – malades lorsque l'indication en est donnée et

-        à reconnaitre le rôle des garde-malades comme « auxiliaires des soins».

2.1.14. Liberté religieuse

L'institution x reconnait que l'aspiration religieuse est une dimension essentielle de l'être humain en particulier lorsque ce dernier se trouve confronté à une épreuve, en l'occurrence la maladie. A cet effet, **l'institution x** s'engage :

---

[14] L'homme est un être éminemment social. Selon des conclusions de *"L'étude d'Harvard sur le Développement adulte"* dévoilées fin 2015 par le Professeur Robert Waldinger, vivre heureux, c'est avant tout privilégier les rapports sociaux. "Les personnes qui sont plus connectées socialement à leurs familles, leurs amis, leur communauté, sont plus heureuses, sont physiquement en meilleure santé, et vivent plus longtemps que celles qui sont moins bien connectées". Non seulement les personnes isolées s'avèrent plus malheureuses, mais leur santé et leurs capacités cognitives déclinent aussi plus vite, ce qui fait dire que la solitude est une tueuse. Et d'après les neuroscientifiques, l'expérience de l'isolation sociale active les mêmes zones du cerveau que la douleur physique. C'est pour cela que la présence d'un garde-malade et les visites des proches à un malade hospitalisés peuvent être bienfaisantes. Les personnes chères au malade et susceptibles de créer une ambiance favorable à sa guérison doivent donc être les bienvenues. Mais le malade est en droit de refuser certaines visites jugées désagréables. L'étude précitée estime en effet qu'il ne suffit pas d'être entouré pour être heureux, encore faut-il l'être de bonnes personnes.

[15] L'alinéa 3 de l'article 20 de la Loi N° 18/035 précise que « Toutes fois des restrictions peuvent être imposées dans l'intérêt des autres patients et compte tenu des exigences des soins et du fonctionnement de l'établissement ou l'institution de santé.»

-	à permettre au malade de pratiquer sa religion dans le respect de bonnes mœurs et

-	à faire bénéficier au malade, le cas échéant, de la présence de son ministre de culte qu'on se fera le devoir de conduire à son chevet.

## 2.1.15.	Soins appropriés

L'institution x reconnait que les soins de santé fournis doivent être basés sur l'évidence scientifique et s'engage :

-	à promouvoir des pratiques des soins conformes à l'état actuel de la science médicale et basés sur les preuves et

-	à assurer un juste usage des soins offerts, sans sous-utilisation ni surexploitation de meilleures techniques disponibles.

## 2.1.16.	Soins diligents

L'institution x reconnait que de longs délais dans la prise en charge des malades peuvent avoir des conséquences dramatiques pour le malade et elle s'engage à ce que les soins soient administrés dans des délais raisonnablement courts. [11]

## 2.1.17.	Soins centrés sur le patient et sur sa famille

L'institution x reconnait que les soins de santé doivent pouvoir répondre aux besoins et attentes du patient (et/ou de sa famille) et s'engage autant que possible à toujours prendre en compte dans tout processus des soins :

-	la culture du patient;

-	le contexte social et

-	ses besoins spécifiques.

2.1.18.   Soins économiques

L'institution x reconnait que les soins de santé sont susceptibles de générer des coûts importants pour le malade et sa famille ou pour la communauté qui prend en charge les frais ad hoc. A cet effet, **l'institution x** s'engage à réduire constamment le gaspillage des fournitures, du temps, de l'argent, des idées, des opportunités et des autres ressources utilisables dans le processus des soins ; sans pour autant porter atteinte à la qualité des soins offerts.

2.2.   Besoins du personnel

Le rôle des ressources humaines de santé dans la fourniture des soins de qualité est primordial. Cependant, en dépit de leurs bonnes dispositions à accomplir leurs taches nécessaires à des soins de qualité, les prestataires peuvent en être incapables lorsqu'ils sont privés de soutien administratif et des ressources essentielles. D'où tout l'intérêt pour le management de l'établissement de prendre en compte les besoins de son personnel dans sa stratégie d'amélioration des soins de santé.

2.2.1. Besoin d'un climat de travail positif

L'institution x reconnait qu'il existe un rapport entre le climat de travail positif, la motivation des employés et leurs performances ; et que « le comportement du chef d'un groupe de travail est le facteur déterminant du climat le plus important ». A cet effet, **l'institution x** s'engage à promouvoir des pratiques de leadership et de Gestion qui fournissent aux employés une *clarté, un appui et des défis.*[16]

---

[16] Un environnement fournit de la clarté lorsque le groupe connait ses rôles et ses responsabilités au sein de l'organisation. Chaque membre comprend ce qu'il doit faire et pourquoi et considère son rôle en droite ligne avec l'objectif du groupe et de l'organisation. Les membres du groupe sont conscients des besoins de leurs clients. Les niveaux de performance sont exprimés clairement et les conséquences liées à des niveaux inférieurs sont bien comprises. Dans un climat fournissant un appui, les membres du groupe perçoivent le fait qu'ils ont les ressources et l'appui nécessaire pour atteindre les objectifs du groupe. Un climat de défi existe lorsque les membres du groupe ont la possibilité d'utiliser leurs capacités au maximum, de relever des défis

2.2.2. Besoin de supervision et gestion facilitatives

L'institution x reconnait que les ressources humaines de santé sont déterminantes de tout succès de la qualité des soins et qu'elles fournissent souvent un effort maximum lorsqu'elles se sentent soutenues, encouragées et appréciées dans leur travail par le management[17] ; et s'engage par conséquent:

-       à assurer un management et un leadership motivants ;

-       à appliquer une politique de valorisation des Ressources humaines[18];

-       à satisfaire les aspirations matérielles du personnel, en lui assurant un revenu suffisant et croissant[19], la sécurité de l'emploi et de bonnes conditions de travail ;

---

comportant des risques raisonnables et de découvrir de nouvelles façons de travailler afin d'être plus efficaces. Les membres du groupe sont fiers de faire partie de leur groupe de travail et s'engagent à atteindre des objectifs et des buts partagés grâce à des activités communes. Et les bonnes pratiques de gestion, c'est notamment : la communication dans le groupe de travail, l'inclusion dans la prise de décision lorsque cela est approprié, la révision des descriptions de poste de travail, l'amélioration de la planification, des politiques et procédures, la planification des tâches, la supervision et le feedback, y compris l'examen de la performance et recommandation au sujet du poste, système ou procédures et processus de gestion qui affectent les tâches et le flux de l'information et systèmes de travail qui nuisent à l'efficacité et à la satisfaction des employés. Et en matière de leadership les bonnes pratiques c'est par exemple: fournir une vision et des valeurs organisationnelles, connaitre les aspirations, les compétences et les intérêts du personnel ; concentrer l'attention du personnel sur les défis essentiels, aligner le travail sur les compétences et les intérêts, motiver le travail en équipe, et enfin reconnaitre les réussites et donner confiance au personnel (Management, 2002).

[17] Une telle supervision permet au personnel d'accomplir adéquatement ses tâches et de mieux satisfaire les besoins de ses clients.

[18] « La Valorisation des Ressources Humaines (VRH) est l'utilisation intégrée des systèmes, politiques et pratiques de gestion en vue de recruter, maintenir et renforcer les compétences des employés, afin que l'organisation puisse atteindre les buts souhaités. Une gestion efficace des ressources humaines devrait aider les employés à trouver un travail utile et leur apporter une satisfaction professionnelle. Elle aide également une organisation, un programme ou une formation sanitaire à améliorer son niveau de performance et à accroître ses chances de réussite.(…)

Un système de ressources humaines soigneusement planifié et exécuté, devrait adresser les types de problèmes qui affecteraient directement la performance des employés. Les questions posées par les employés sur les lieux de travail reflètent ces problèmes, par exemple ;   Suis-je traité de manière juste ? Que suis-je supposé faire ? Est-ce que je le fais bien ? Mon travail compte-t-il pour l'organisation ? Comment puis-je me développer au sein de l'organisation ? » (Les ressources humaines : Gérer et valoriser votre bien le plus précieux)

-       à satisfaire ses aspirations à l'estime, à la reconnaissance de son travail et de ses efforts, à l'amitié ainsi qu'à un climat de travail positif et

-       à satisfaire ses aspirations politiques (pouvoir), à savoir son désir de comprendre ce qu'il fait, de participer à l'orientation de ses activités et à leur organisation ainsi qu'au contrôle du résultat de son travail.

2.2.3. Besoin d'information, de formation et de développement

L'institution x reconnait que les connaissances et les informations en matière de diagnostic, des traitements et d'accompagnements des malades évoluent constamment et nécessitent des mises à jour permanentes du personnel.

Pour ce faire, **l'institution x** s'engage à faire en sorte que le personnel bénéficie et jouisse des informations permanentes qui lui permettent d'acquérir des notions nouvelles et des pratiques récentes en matière de prise en charge de malades par l'accès à la bibliothèque et à l'internet ou encore par la participation à des recyclages et autres sessions de formation organisées ou prises en charge par l'institution.

2.2.4. Besoin en fournitures, équipements et infrastructures

L'institution x reconnait que les diverses fournitures, les matériels nécessaires au diagnostic et au traitement ainsi que le cadre physique où doivent se dérouler les soins sont à la fois indispensables et vitaux pour assurer des soins de santé de qualité.

A cet effet, l'institution x s'engage :

-       à rendre disponibles les divers intrants et équipements nécessaires à l'hygiène, au diagnostic et au traitement des malades et

---

[19] L'argent payé aux employés ne peut à lui seul améliorer la performance, les effets positifs d'une majoration salariale ne durant en général que six à sept semaines. En revanche, « un travail qui revêt un sens aux yeux de l'employé, qui est conforme aux buts de l'organisation, qui inspire le respect des collègues et qui permet à l'employé de s'épanouir tend à renforcer la performance d'une manière plus durable. »

-       à assurer et à maintenir un environnement physique agréable et sûr, exempt des pollutions visuelles, sonores et olfactives.

CHAPITRE TROISIEME : PROCEDURES DE MISE EN ŒUVRE ET PROGRAMMES D'ACTIVITES

Les principes fondamentaux étant réaffirmés et les engagements clairement affichés, il va falloir maintenant déterminer la manière dont l'établissement des soins entend traduire dans les faits, l'esprit et la lettre sa Politique Qualité ainsi que les différents programmes de principales activités à mener.

3.1. Appropriation de la charte de la qualité

Un noyau multisectoriel comprenant au moins un Administrateur- Gestionnaire, deux médecins, deux infirmiers, un technicien de laboratoire, un Technicien d'imagerie, un Technicien-logisticien et un financier sera constitué et chargé de l'examen du texte du projet de la politique de qualité selon les étapes suivantes :

-       Tenue d'un atelier de relecture dudit projet pendant une journée ou deux.

-       Amendement et adoption du projet initial.

-       Mise à la disposition du texte du projet à l'ensemble du personnel et aux associations des patients en vue de recueillir leurs avis et considérations.

-       Collecte des avis et considérations des personnes consultées.

-        Corrections et enrichissements éventuels du projet.

-        Imprimatur du médecin Directeur ou du manager général.

-       Impression du texte final du document de la Politique de Qualité.

-       Adoption solennelle de la Politique par les principales parties, à savoir l'employeur, les travailleurs et les représentants des patients.

-       Large diffusion de la Politique ainsi adoptée auprès des parties signataires et des autres partenaires de l'établissement.

3.2. Programmes de formation

Cette formation a pour visée essentielle de permettre à l'ensemble du personnel d'acquérir et/ou de renforcer ses connaissances et aptitudes en vue de lui permettre de produire des services de haute qualité au bénéfice des clients. Ces formations seront d'abord générales et ensuite thématiques en fonction des cibles spécifiques. Elles devront toujours se situer dans la perspective d'amélioration de la qualité des soins de santé et prendront soit la forme des sessions, soit celle des conférences - débat.

3.2.1. Formations d'ordre général

-       Formation sur les différents droits du malade.

-       Formation sur la sécurité des patients.

-       Formation sur les besoins des ressources humaines de santé.

-        Formation sur le rôle des « garde-malades ».

-       Formation sur l'implication du patient dans sa prise en charge.

-       Etc.

3.2.2. Formations thématiques

Elles dépendront des besoins internes à l'établissement et concerneront notamment:

-       Le renforcement des capacités des managers sur les pratiques probantes de gestion et de leadership.

-       Le renforcement des capacités des médecins sur les pratiques, attitudes et procédures médicales probantes dans la prise en charge de diverses pathologies (à lister).

-       Le renforcement des capacités des infirmiers sur les pratiques, attitudes et procédures probantes des soins infirmiers.

-	Le renforcement des capacités des techniciens de laboratoire sur les pratiques, attitudes et procédures probantes en matière d'explorations de laboratoire.

-	Le renforcement des capacités des techniciens d'imagerie sur les pratiques, attitudes et procédures probantes en matière d'explorations d'imagerie.

-	Le renforcement des capacités des techniciens de surface sur les pratiques, attitudes et procédures probantes d'entretien des espaces hospitaliers.

-	Le renforcement des capacités des logisticiens sur les pratiques, attitudes et procédures probantes d'approvisionnement médicosanitaire, de gestion de stocks et du charroi automobile.

-	Le renforcement des capacités des Ingénieurs bio-médicaux et autres techniciens de maintenance, sur les pratiques, attitudes et procédures probantes de la maintenance des équipements médicaux.

-	Le renforcement des capacités des financiers sur les pratiques, attitudes et procédures probantes de gestion financière au sein des institutions de santé.

-	Etc.

3.3. Constitution de l'équipe de qualité

Selon *l'organisme américain « Institute of Improvement Healthcare »* (IHI), la composition d'une équipe d'amélioration avec les bonnes personnes est essentielle à la réussite d'un projet. Les équipes varient en taille et en composition, en fonction des besoins propres à chaque établissement.

1.	Primo : évaluer l'objectif.

2.	Secundo : examiner le système concerné par cet objectif : quels sont les processus qui seront touchés par les efforts d'amélioration ?

3.	Tertio : s'assurer que l'équipe comprend des membres qui connaissent toutes les différentes parties du processus que l'on va essayer d'améliorer : gestionnaires et administrateurs, ainsi que ceux qui travaillent au sein du processus, y compris les médecins, les pharmaciens, les infirmiers, les techniciens de laboratoire, les radiologues, les techniciens de surface, etc. Si possible on pourra, le cas échéant, inclure dans l'équipe des patients et de membres de leurs familles.

Pour être efficace, l'Equipe Qualité devra donc se composer de membres aux types d'expertise différents : **le leadership**[20] du système, **l'expertise technique**[21] et la **gestion quotidienne**[22]. Plusieurs personnes peuvent partager le même type d'expertise dans l'équipe, ou encore une personne peut être experte dans plus d'un domaine, mais les trois secteurs doivent être représentés de manière à favoriser la réussite du projet d'amélioration.

La dite « Quality Team » ou *l'Equipe Qualité* composée autour et sur le modèle du noyau précité, procédera :

- A l'élaboration de son règlement intérieur.

- A la désignation des animateurs et à l'attribution des rôles.

- A l'Installation de son bureau.

3.4. Activités de fonctionnement de l'Equipe Qualité

- Assurer le suivi et l'évaluation de la mise en œuvre de la politique de qualité au sein de l'établissement des soins.

- Tenir des réunions pour faire le point de ses activités une fois tous les trois mois ou selon les besoins de l'institution.

- Effectuer des enquêtes qualité auprès des clients (Exemple : une fois tous les six mois).

- Effectuer des enquêtes de satisfaction du personnel une fois tous les six mois ou selon les besoins.
- Elaborer des programmes de renforcement des capacités du personnel.

---

[20] Quelqu'un ayant assez d'autorité dans l'établissement pour mettre en place un changement qui a été suggéré, et pour surmonter les obstacles qui se présenteront; capable d'allouer le temps et les ressources nécessaires à l'équipe pour atteindre son but et comprenant les implications du changement proposé pour les différentes parties du système, en incluant les conséquences les plus éloignées.

[21] Un expert technique qui connaît intimement le sujet et comprend les processus des soins, capable d'aider l'équipe à déterminer ce qu'il faut mesurer et comprenant le processus de collecte et d'interprétation des données.

[22] Il est un moteur pour la gestion quotidienne du projet, assurant la mise en œuvre des tests ainsi que la supervision quotidienne de la collecte des données, et comprenant non seulement les détails du système, mais aussi les différents effets du changement au sein du système.

-   Désigner les animateurs des différents modules de formation.

-   Evaluer les formations.

-   Documenter mensuellement les écarts de qualité au sein de l'établissement des soins, en l'occurrence les événements indésirables associés aux soins.

-   Analyser les écarts de qualité observés et proposer des mesures correctives.

-   Adresser des recommandations à la Direction.

-   Rapporter trimestriellement les activités réalisées dans le cadre de sa mission.

3.5. Sécurité, hygiène et embellissement des lieux de travail

Les établissements des soins sont des espaces de travail où le personnel, qu'il soit médical ou non, mais aussi les clients et leurs proches, se trouvent exposés au risque des maladies professionnelles pour les premiers et à celui d'infections nosocomiales pour les seconds.

En République Démocratique du Congo, le code de travail dispose d'ailleurs que « Toute entreprise ou tout établissement de quelque nature que ce soit occupant des travailleurs a l'obligation de constituer un comité de sécurité, d'hygiène et d'embellissement des lieux de travail. »[13]. Disposer de plusieurs comités impliqués dans des activités para professionnelles (délégation syndicale, Equipe qualité, assistance sociale, Comité de sécurité, hygiène et embellissement des lieux de travail, etc.) peut être relativement aisée dans des entreprises d'une certaine taille disposant d'un personnel important. En revanche, pour des établissements de petite à moyenne taille, trouver des ressources humaines volontaires qui se rendent disponibles peut être compliqué. D'où l'idée d'inclure dans les attributions de l'Equipe Qualité, une unité traitant des tâches et responsabilités dédiées au Comité de sécurité, d'hygiène et d'embellissement des lieux de travail, car participant du reste de la qualité globale des services de santé.

Cette unité aura donc pour objet la Sécurité, l'hygiène et l'embellissement des lieux et sa compétence s'étendra aux conditions de travail portant sur les domaines ci-après:

-   L'organisation du travail : charge de travail, rythme, pénibilité des tâches, élargissement et enrichissement des tâches,

-        L'environnement physique de travail : température, éclairage, aération, bruit, poussière, vibration.

-        L'aménagement des postes de travail et leur adaptation à l'homme.

-        La construction, l'aménagement et l'entretien des lieux de travail et leurs annexes.

-        La durée et les horaires de travail.

-        L'aménagement du temps de travail.

-        Les nouvelles technologies et leurs incidences sur les conditions de travail.

-        Pour ce qui concerne les trois derniers points, le comité s'attachera à leur étude du point de vue des conséquences sur l'organisation du travail et leurs effets sur la santé des agents.

Le comité aura également à donner ses avis au sujet d'une certain catégorie du personnel, notamment les femmes enceintes et les travailleurs handicapés, pour lesquels il sera consulté sur les mesures générales prises en vue de leur mise, remise ou maintien au travail, et notamment sur l'aménagement des postes de travail nécessaire dans ce but.

Les objectifs poursuivis seront de:

-        Proposer toute mesure propre à l'amélioration des conditions de travail et notamment en matière de bien-être au travail.

-        Donner ses avis sur tous les projets d'aménagement importants modifiant les conditions de santé, de sécurité ou les conditions de travail y compris sur les projets immobiliers.

-        Participer à toute démarche d'évaluation des risques professionnels et aux mesures de prévention associées.

-        Proposer des actions de formation et émettre un avis sur le plan de formation en matière d'hygiène et de sécurité.

-        Procéder systématiquement à des enquêtes donnant lieu à un rapport en cas d'accident grave de travail ou de maladie professionnelle.

-        Procéder annuellement à des visites d'inspection de différents postes de travail. Ces visites donnent lieu à un rapport qui est transmis à l'employeur et à la délégation syndicale.

<h1 style="text-align:center">CONSIDERATIONS FINALES</h1>

Dans un article portant sur les facteurs influençant le choix d'un établissement de soins de santé par la patientèle dans la ville de Lubumbashi, Kasongo Ndala John et Al. rapportent que 87,27 % des enquêtés estimaient que leur choix était influencé par la qualité perçue de prestation de soins, de l'accueil et de la qualité de l'infrastructure hospitalière [14].

Ainsi que le démontrent les résultats de nombreuses enquêtes en milieu hospitalier, la qualité de soins de santé reste la préoccupation majeure des patients du monde entier [5]. Lynne Miller Franco et ses collaborateurs [2] ne s'y trompent pas lorsqu'ils affirment que les établissements des soins de santé ne peuvent pas se permettre d'ignorer la qualité.

D'ailleurs la qualité de soins n'est pas un luxe que seuls les pays riches peuvent se permettre. Il s'agit d'un impératif pour les établissements de soins du monde entier, étant donné qu'elle entraîne une plus grande satisfaction de la patientèle, un usage continu et durable des services et une meilleure santé.
Mais si chacun de nous pris individuellement aimerait bénéficier des soins de meilleure qualité, il faut cependant reconnaitre qu'il existe souvent un fossé entre cette légitime aspiration et les réalités du terrain.

Tenez : il est admis aujourd'hui que les systèmes de prestation de soins sont complexes et propices aux erreurs. Les préjudices causés aux patients par les manifestations indésirables constituent l'une des 10 principales causes de décès et de handicap dans le monde. Chaque année, on estime à 134 millions, le nombre de manifestations indésirables dues à des soins dangereux qui surviennent dans les hôpitaux des pays à revenu faible ou intermédiaire et qui contribuent à quelques 2, 6 millions de décès [15].

Dans les pays à revenu élevé, les estimations montrent qu'environ un patient sur 10 subit un préjudice tandis qu'il reçoit des soins à l'hôpital, beaucoup en meurent et d'autres gardent des séquelles invalidantes pour la vie. Rien qu'aux Etats-Unis d'Amérique, on rapporte qu'un Américain sur cinq déclare avoir personnellement subi une erreur médicale pendant qu'il recevait des soins de santé [16].

Comme on le voit, produire des soins de meilleure qualité qui préservent la vie et la santé des patients reste un défi important qui appelle les établissements des soins de santé à une riposte appropriée. Plutôt que de se contenter des actes isolés d'amélioration, les établissements de soins devraient au contraire disposer d'un plan cohérent qui indique clairement la voie à suivre vers une culture pérenne de la qualité. L'élaboration et l'appropriation d'un document de politique apparait ainsi comme la démarche la plus apte et la plus concrète dans la volonté d'améliorer durablement la qualité des soins de santé.

Bibliographie

1.   Guide COPE : *un processus pour améliorer la qualité des services de santé*, New York, © EngenderHealth, 2008.

2.   FRANCO, L.M. et coll., Pérenniser la Qualité des Soins de Santé : L'Institutionnalisation de l'Assurance de Qualité. Série de monographies d'AQ 2 (1). Bethesda, MD : Publié pour le compte de l'Agence des États-Unis pour le développement international (USAID) par le Projet d'Assurance de Qualité (2002).

3.   Institute of Medicine (Committee on Quality Health Care in America), Crossing the quality chasm: a new health system for the 21st century, Copyright 2001 by the National Academy of Sciences.

4.   Institut de recherche et documentation en économie de la santé(IRDES), "La qualité des soins en France : comment la mesurer pour l'améliorer ?", DT n° 19, décembre 2008.

5.   Nduu, F.N., Contribution à la réflexion sur l'humanisation de l'hôpital La qualité au cœur du management hospitalier, Lubumbashi, Editions Talenta, 2013.

6.   Management Sciences for Health, Créer un climat de travail qui motive le personnel et améliore la performance. Le Management (Boston, Vol. 11, n° 3, 2002) : pp. 1 – 22.

7.   Bragar, J.G. et Al., *Transformer les managers en Leaders* Guide pour l'amélioration des services, Management sciences of Health, 2005.

8.   Nduu FN, Nduwa CN, Naweji NY, Samba CK, Kambaj AK, Mundongo HT. Perception par les prestataires du rôle des managers dans la qualité des soins de santé. Revue de l'Infirmier Congolais. 2018 ; 1: 2-4.

9.   Management Sciences for Health, Les ressources humaines : Gérer et valoriser votre bien le plus précieux. Le Management (Boston, Vol. 8, n° 1, 1999) : pp. 1 – 20.

10.   Setty, V., Amélioration de l'organisation du travail. Population Reports, Série Q, N° 2. Baltimore, Jonhs Hopkins Bloomberg school of Public Health. The INFO Project, hiver 2004. Disponible en ligne: http://www/populationreports.org/prf/fq02/.

11.	Anonyme, Loi N° 18/035 du 13 décembre 2018 fixant les principes fondamentaux relatifs à l'organisation de la santé publique, in Journal officiel de la République Démocratique du Congo, Numéro spécial, 31 décembre 2018.

12.	Anonyme, Code de la santé publique. Loi n° 2002-304 du 4 mars 2002 relative aux droits des malades et à la qualité du système de santé. Disponible sur : https://www.legifrance.gouv.fr/ consulté le 24 juin 2019

13.	Anonyme, Code du Travail. Loi N° 015/2002 du 16/10/2002 Journal Officiel de la république démocratique du Congo – Numéro spécial –25 octobre 2002.

14.	Kasongo, J.N. , Ditend, G.Y., Caillie, V.D., Mundongo, H.T. et Malonga, F.K. Facteurs influençant le choix d'un établissement de soins de santé par la patientèle dans la ville de Lubumbashi. International Journal of Multidisciplinary and Current research, Vol.7 (Jan/Feb 2019) Disponible sur: http://ijmcr.com consulté le 25 mars 2019.

15.	OMS, Sécurité des patients. Action mondiale pour la sécurité des patients. Rapport du Directeur Général EB144/29 11 décembre 2018. Disponible sur : https://apps.who.int/gb/ebwha/pdf_files/EB144/B144_29-fr.pdf consulté le 11 février 2019.

16.	NORC at the University of Chicago and IHI/NPSF Lucian Leape Institute. Americans' Experiences with Medical Errors and Views on Patient Safety. Cambridge, MA: Institute for Healthcare Improvement and NORC at the University of Chicago; 2017.

Table des matières

Biographie

Frank NDUU NAWEJ est l'initiateur du « think tank » *Institut d'études et Recherches pour la Qualité en Santé* (IReQS) et Directeur en charge de la Qualité des soins et de la sécurité des patients du Centre Médical Du centre ville (CMDC) à Lubumbashi.

Détenteur d'une licence en Administration et Gestion des institutions de santé, il est membre de la Société des Ecrivains et Critiques du Grand Katanga (SECK asbl) et auteur de plusieurs ouvrages.

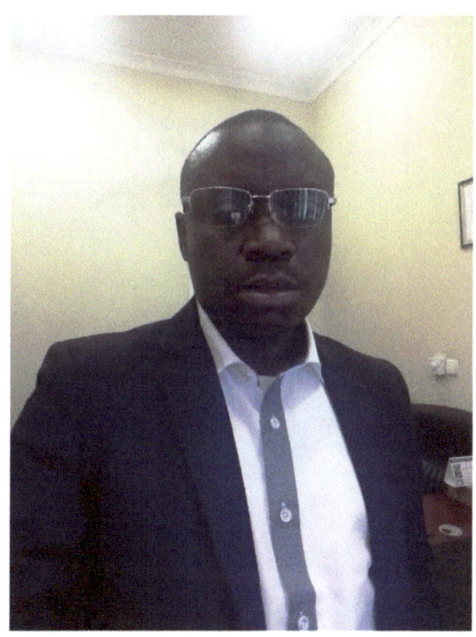

www.ingramcontent.com/pod-product-compliance
Lightning Source LLC
Chambersburg PA
CBHW040928110726
48006CB00001B/107